STATION THERMALE

D'AMÉLIE-LES-BAINS

Établissement du Dr PUJADE

MONTPELLIER

TYPOGRAPHIE ET LITHOGRAPHIE DE BOEHM ET FILS

PLACE DE L'OBSERVATOIRE

1868

STATION THERMALE

D'AMÉLIE-LES-BAINS

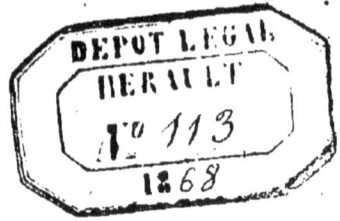

STATION THERMALE

D'AMÉLIE-LES-BAINS

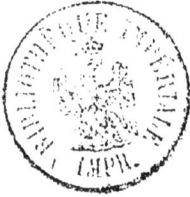

Établissement du Dr PUJADE

MONTPELLIER

TYPOGRAPHIE ET LITHOGRAPHIE DE BOEHM ET FILS

PLACE DE L'OBSERVATOIRE

1868

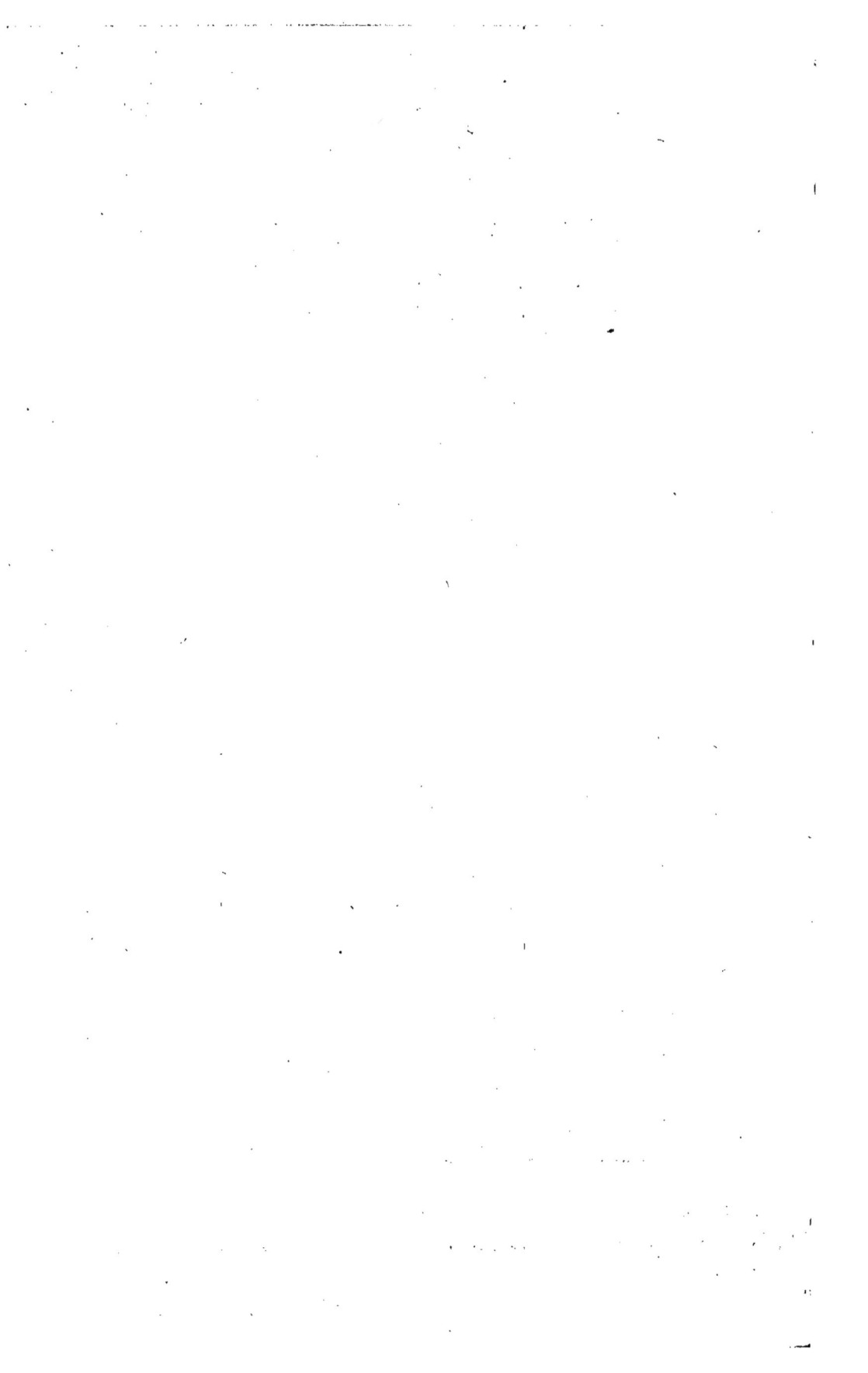

Il arrive souvent que les malades qui désireraient se rendre à Amélie-les-Bains, écrivent d'abord, soit aux médecins établis dans la localité, soit aux propriétaires des eaux, pour avoir des renseignements sur les ressources de toute nature que peut offrir la station. Ces renseignements, nécessairement incomplets et fournis à la hâte, ne contentent pas toujours les intéressés. Il peut même arriver que, malgré la bonne volonté des personnes qui répondent, ils ne soient pas parfaitement exacts sur tous les points. On a donc cru faire une chose utile pour tous, en empruntant aux écrits les plus récents des médecins de la station ce qu'il y a de plus essentiel à connaître touchant le climat, l'action des eaux, l'installation des malades, etc., pour en former la petite brochure qu'on va lire.

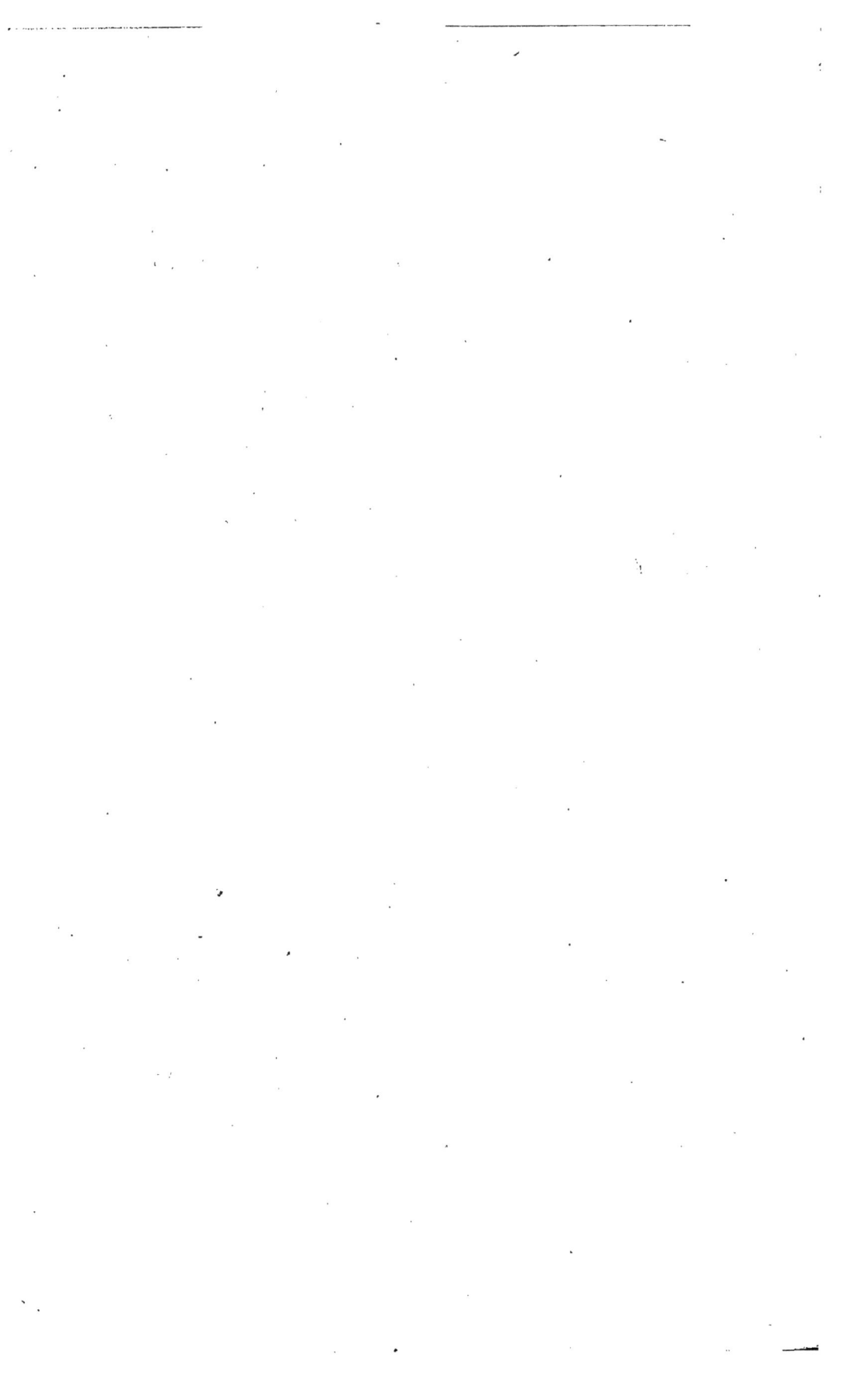

STATION THERMALE

D'AMÉLIE-LES-BAINS

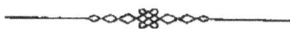

I

Historique [1]. — Situation géographique.

Des traces nombreuses de monuments romains et gaulois attestent que les sources sulfureuses d'Amélie-les-Bains ont joui d'une grande vogue dans une antiquité très-reculée. Des thermes importants avaient été établis près du rocher d'où s'échappe l'Escaldadou, et le peuple-roi, qui n'était pas avancé en fait de médecine, avait cependant donné à Amélie une preuve de sa foi traditionnelle dans l'usage des eaux minérales pour la guérison des maladies chroniques.

[1] Dr Génieys.

Amélie n'est situé qu'à une lieue de l'ancienne voie romaine qui réunissait la Gaule Narbonnaise à la péninsule Hispanique. Il devait donc être très-fréquenté par les légions qui parcouraient souvent cette route. Aussi, bien que les archéologues ne puissent assigner une date précise à la construction des thermes primitifs, tous s'accordent à lui reconnaître le cachet romain.

L'église actuelle d'Amélie faisait également partie des thermes, et le savant antiquaire M. Jaubert de Passa veut qu'elle ait été détachée d'une ancienne piscine. Il est facile de juger de la grandeur de l'édifice complet en dépouillant, par la pensée, ces ruines imposantes des constructions où elles ont été malheureusement noyées : au-dessous du jardin Martinet, des pans de mur marquent un autre côté de l'enceinte primitive.

Au VIIIe siècle, ces thermes étaient encore debout, et ils représentaient une haute valeur, car Charlemagne (786) en fait une mention spéciale dans les donations qu'il accorde au monastère que les bénédictins avaient fondé à Arles en 778. Cette donation et celle de la chapelle de Saint-Quentin, l'église actuelle, sont répétées dans les édits de Charles-le-Chauve (869) et de Louis II (878). Le cartulaire du monastère d'Arles et le recueil de l'archevêque Pierre de Marca renfermaient les titres de ces concessions.

Au VIIIe siècle, le village n'existait pas encore. L'exploitation des mines de fer du voisinage et les travaux des forges paraissent avoir groupé les premiers habitants auprès de ces thermes. Ce ne fut qu'en 1315 que la commune devint assez considérable pour que la petite chapelle de Saint-Quentin fût érigée en paroisse.

A partir de cette époque, les thermes d'Amélie furent connus sous le nom de Bains-d'Arles ou Bains-sur-Tech, nom qu'ils ont quitté sous le règne de Louis-Philippe pour prendre celui de la reine. La commune a 800 habitants indigènes, mais ce chiffre est plus que doublé par les baigneurs étrangers. Amélie a pour chef-lieu de canton Arles-sur-Tech (4 kilom.) et pour chef-lieu d'arrondissement Céret (9 kilom.). — Le village occupe un plateau très-étroit, à la réunion de deux vallées qui sont arrosées par les torrents du Tech et du Mondony. Amélie est entourée par une série de collines échelonnées qui lui forment un amphithéâtre protecteur, d'un aspect très-pittoresque.

Amélie-les-Bains est sous le même degré de latitude que Rome, le 42e degré. — Pise, Florence, Lucques, Nice, Hyères, Cannes, Villefranche, Mentone, Montpellier, sont sous le 43e. Pau est encore plus haut vers le nord.

La température la plus basse de l'hiver n'est jamais excessive sur le versant méridional du Canigou ; aussi les personnes qui craignent le froid et les transitions brusques de température se trouvent parfaitement de passer leur hiver dans cette partie du Roussillon.

Le printemps est sans contredit plus désagréable que l'hiver à Amélie. Il est signalé par la présence du vent. Le vent est le grand ennemi du midi de la France, comme l'humidité est l'inconvénient des provinces du Nord ; il certes moins fort qu'à Montpellier, qu'à Marseille, Hyères, Cannes et Nice, dans toutes les plaines du Languedoc et de la Provence, où les rafales du mistral sont insoutenables.

Nous sommes au pied du Canigou et, par cette immense montagne, protégés des vents du nord, les plus désastreux. Montbolo et Palalda complètent derrière Amélie, vers l'ouest et vers l'est, deux contre-forts d'un vaste amphithéâtre de collines qui nous défend contre les vents du littoral et contre ceux qui descendent de la chaîne pyrénéenne. Montalba et le pic de Fort-les-Bains nous garantissent contre les vents d'Espagne.

L'été est parfois très-chaud, mais moins qu'on ne le supposerait en voyant la configuration du pays. Le moment de la journée le plus difficile à supporter est l'intervalle de huit heures du matin à midi. Alors le soleil brûle véritablement ; mais, de midi à trois heures, on est rafraîchi soudain par une brise de mer qui arrive de Collioure et de Port-Vendres, par la vallée du Tech, — à vol d'oiseau, trente kilomètres seulement nous séparent de la plage.

Un avantage sérieux d'Amélie-les-Bains consiste dans son peu d'élévation au-dessus du niveau de la mer (222 mètres). Les personnes qui ont les bronches délicates, les asthmatiques par exemple, trouvent ici une facilité singulière de respiration. Au Vernet, situé sur le penchant nord du Canigou, le baromètre donne 651 mètres. Or cette simple augmentation de 450 mètres, que ne perçoit pas l'homme en santé, détermine à la longue une gêne considérable chez les malades sujets à la dyspnée.

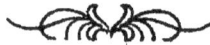

II

Topographie. — Climat[1].

Amélie appartient à la région méditerranéenne dite des *oliviers*, caractérisée dans son ensemble par la sérénité habituelle du ciel, la rareté des brouillards, le nombre relativement restreint des jours de pluie, le peu d'humidité sensible de l'air ; par une température moyenne assez douce, mais très-variable dans les lieux qui ne sont pas abrités contre les grands vents. En participant des caractères généraux de cette région, Amélie, ainsi que nous l'exposerons tout à l'heure, doit à sa position topographique d'être garantie contre le choc direct de ces vents, surtout de ceux du N.O., qui sont le fléau de la région.

Cet avantage, d'une importance capitale, rapproche Amélie-les-Bains des stations hivernales de la Provence, Nice, Cannes, etc. ; mais tandis que celles-ci sont assises

[1] Dr Forné.

au bord, ou du moins à peu de distance de la mer, Amélie s'en trouve éloignée de 55 kilomètres environ. Or, ce fait établit entre le climat de notre station et celui des refuges du sud-est une grande différence. L'atmosphère des bords de la mer, imprégnée de molécules salines et presque toujours agitée par les brises du large, possède des qualités fortement toniques et excitantes, qui conviennent aux constitutions molles, aux tempéraments phlegmatiques, mais qui sont souvent préjudiciables aux malades doués d'un certain degré d'éréthisme vasculaire ou nerveux.

Amélie diffère encore plus de Pau que des localités précédentes, mais dans un sens contraire. Pau, situé loin de la mer, au sein des montagnes, est peut-être plus abrité des vents qu'Amélie, mais aussi beaucoup plus humide. Son climat doux, sédatif, amollissant, s'adresse par excellence aux tempéraments très-phlogistiques ou très-nerveux, aux individus disposés aux fluxions très-actives.

Il suit de là que, au point de vue thérapeutique, comme par sa situation géographique, Amélie tient le milieu entre les stations maritimes du sud-est, dont le climat est capable de provoquer des réactions exagérées, et Pau, dont le climat est plutôt débilitant que tonique. Le climat d'Amélie s'adapte admirablement aux tempéraments moyens, aux sujets lymphatiques ou débilités, qui ont besoin d'un air tonique et légèrement stimulant.

Les avantages climatériques qui distinguent cette station s'expliquent en grande partie par la configuration du pays.

Le bassin du Tech où elle est située, est formé, d'une part, par le versant septentrional de la portion la plus orientale de la chaîne pyrénéenne, qui va de l'ouest à l'est se jeter dans la Méditerranée ; d'autre part, par le versant méridional du Canigou : de telle sorte que la vallée, complètement fermée de tous les autres côtés dans ses parties supérieure et moyenne, ne s'ouvre que vers le nord-est, et ne peut livrer accès qu'aux vents qui soufflent de cette direction.

Or, c'est au centre de cette région moyenne, à égale distance des deux extrémités du cours du Tech, entre deux charmants vallons dont le premier appartient à la commune d'Arles, et le second à la commune de Palalda, qu'est situé le petit cirque d'Amélie-les-Bains.

Ce cirque est divisé par la rivière en deux segments irréguliers, de forme et de dimensions différentes : la station actuelle est enfermée à peu près en entier dans le segment méridional, ou de la rive droite ; mais le développement ultérieur d'Amélie, au point de vue du climat, se fera sans doute aussi sur le segment septentrional, ou de la rive gauche.

Le segment méridional figure une anse embrassée par deux petits contreforts des Pyrénées. Celui de l'ouest est un mamelon couvert de vignes et couronné par un petit fort qui commande la route de la vallée ; il s'incline rapidement vers le Tech dans la direction du sud au nord. Le contrefort de l'est, désigné sous les noms de *Coste Rouge* et de *Puig d'Olou*, va d'abord à l'est, puis se détourne en formant un crochet vers le nord-est.

Les deux montagnes qui forment cette anse au fond (*Serrat d'En viste* et *Serrat d'En Merle*) sont séparées par une vaste échancrure, creusée entre deux massifs de roches granitiques de l'aspect le plus grandiose. C'est par cette fente que débouche le Mondony, ou rivière de Montalba, après une chute de dix mètres de haut désignée sous le nom de douche ou cascade d'Annibal. Ce torrent parcourt le petit vallon d'Amélie du sud au nord, et va se réunir au Tech à 500 mètres plus loin.

Le Mondony partage donc le territoire d'Amélie en deux parties : la rive droite ou orientale est presque entièrement occupée par le bel hôpital militaire et ses dépendances ; la rive gauche présente à sa partie la plus élevée les sources sulfureuses, les deux établissements civils et un groupe de maisons qui constituait autrefois presque tout le village. Un nouveau groupe de constructions s'est élevé depuis quelques années, et va s'étendant sans cesse dans la partie inférieure des deux rives du Mondony, le long de la route impériale et parallèlement au cours du Tech. Ces deux groupes sont reliés l'un à l'autre par deux voies parallèles et bordées de maisons dans une partie de leur parcours.

Telle est la situation de la station actuelle : des deux groupes principaux qui la composent, l'inférieur a l'avantage d'une large exposition au soleil, mais il est aussi exposé, en revanche, aux vents qui pénètrent dans la vallée; le groupe supérieur, moins favorisé du soleil, est mieux garanti contre les agitations de l'atmosphère, et joint à cet avantage celui qui résulte de la proximité des établissements thermaux. En somme, la température moyenne est pour le moins aussi élevée dans la partie haute que dans la partie basse; si celle-ci a plus de chaleur pendant que le soleil brille, l'autre l'emporte pendant le reste de la journée.

La montagne qui ferme au sud le vallon et les deux contreforts qui l'embrassent à l'est et à l'ouest, tout en défendant la station des vents qui soufflent de ces directions, ne sont pas assez hautes pour empêcher le soleil de darder ses rayons de six à sept heures par jour sur le groupe inférieur du village, et de trois à quatre heures environ sur la plus grande partie du groupe supérieur. La station, il est vrai, est ouverte au nord; mais elle est admirablement garantie contre les vents qui viennent de ce côté de l'horizon, par un contrefort très-élevé du Canigou, situé en face d'elle, de l'autre côté du Tech (colline de Montbolo). Ainsi, les seuls vents qui aient un libre accès dans la vallée sont, comme nous l'avons dit, les vents d'est et de nord-est.

Mais il existe une région dans laquelle ces derniers vents eux-mêmes se font à peine sentir, tournée en plein midi et constamment baignée du soleil, dont les rayons y sont rassemblés comme dans un miroir concave : nous voulons parler du segment de la rive gauche du Tech, qui s'étend au pied de la montagne de Montbolo. Cette région comprend les beaux terrains situés au-dessous du plateau de l'Oratory et la grande anse désignée sous le nom de petite Provence.

Elle est très-fréquentée par les malades et par les valétudinaires, qui vont se promener de longues heures le long des sentiers ou se reposer sous le demi-ombrage des oliviers. Le calme dont ils jouissent en ces lieux, l'air doux qu'ils y respirent, les senteurs qui s'exhalent des plantes aromatiques dont la montagne est couverte, la beauté du paysage enfin, tout concourt à rendre de la vigueur à ces organisations débilitées, et à ramener l'harmonie dans leurs fonctions troublées.

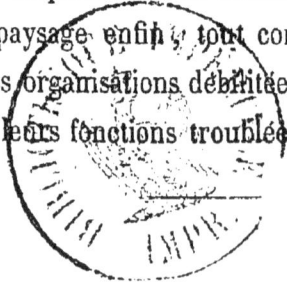

2

III

Saison d'été. — Saison d'hiver[1].

––––––

Amélie-les-Bains est une de ces stations, malheureusement trop rares, où l'on peut administrer avec avantage le
traitement thermo-minéral à toutes les époques de l'année.
Ce privilége, que cette localité doit à son climat excep-
tionnel, lui assigne un rang important parmi les stations
d'hiver. Où trouver, en effet, des sources sulfureuses aussi
abondantes, se prêtant à toutes les pratiques balnéaires,
sous un climat aussi doux et aussi régulier ?

Les nombreux avantages que présente Amélie-les-Bains
n'avaient point échappé à la sagacité d'Anglada ; aussi lui
a-t-il consacré un long chapitre dans son important ouvrage
sur les *Eaux du Roussillon* ; il s'étend beaucoup sur les
améliorations à introduire dans ces thermes, sur les nombreuses ressources balnéaires qu'on peut y créer, et sur

[1] Dr Bouyer.

la possibilité d'y instituer le traitement thermal pendant l'hiver.

Le programme tracé par cet illustre professeur s'est en partie réalisé. Sans doute il reste encore beaucoup à faire, mais déjà les résultats remarquables obtenus pendant les saisons d'hiver, suffisent pour assurer à cette station une vogue toujours croissante dans le traitement des maladies qui exigent, comme les affections de poitrine, une médication sulfureuse et un séjour prolongé dans les pays tempérés.

Les qualités du climat d'Amélie sont attestées non-seulement par les moyennes thermométriques, mais encore et surtout par la nature de sa végétation.

Je ne dirai pas que l'oranger, le citronnier, le palmier, le cactus, etc., ombragent les bosquets et y marient leurs parfums ; en général ces arbustes fleurissent surtout dans les Notices consacrées aux stations d'hiver recommandées aux malades. Reconnaissons cependant qu'on les trouve tous à Amélie, et en pleine terre, mais dans des expositions exceptionnelles et choisies.

Un caractère distinctif des journées d'hiver, c'est la grande différence qui existe entre la température du milieu du jour et celle du matin et du soir. Aussi est-il très-important de distinguer, au point de vue des malades, la journée médicale, qui commence à onze heures et finit à trois heures, de la journée proprement dite. Cette partie du jour, seule propice aux promenades en plein air, donne généralement des températures assez élevées, même pendant les mois réputés les plus froids de l'année.

Les mois de décembre, janvier et février sont ordinairement très-beaux. Si l'on observe pendant ces mois quelque journées pluvieuses ou présentant des variations atmosphériques, elles sont peu nombreuses et largement compensées par de longues séries de beaux jours. Même d'ailleurs, pendant ces journées exceptionnelles, il est rare que le temps ne s'adoucisse pas vers midi, et ne permette une promenade de deux ou trois heures à la plupart des malades.

On peut diviser, au point de vue médical, l'année en deux saisons :

1° La saison d'été, du mois de juin au mois d'octobre ;

2° La saison d'hiver, du mois d'octobre au mois de juin.

Ces deux grandes saisons, par l'influence qu'elles exercent sur les maladies et sur les effets du traitement thermal, répondent à deux ordres distincts d'indications thérapeutiques.

La saison d'été doit être réservée aux affections qui exigent un traitement thermal énergique et une excitation très-vive du côté de la peau. Ces affections sont : le rhumatisme simple, les maladies cutanées, la syphilis, la bronchite chronique simple et les vieilles blessures.

L'hiver, au contraire, convient aux affections qui demandent une excitation modérée du côté de la peau, une température moyenne et égale, et une atmosphère dépourvue d'humidité : ce sont les affections rhumatismales diathésiques et les principales affections de poitrine, phthisie, bronchite avec emphysème, asthme, etc.

La faible altitude de la station (235m) est importante à signaler au point de vue des affections de poitrine. Si l'air est un peu moins dense que dans la plaine, il est relativement plus oxygéné. Les malades attteints d'asthme ou d'autres affections de poitrine n'éprouvent pas cette gêne et cette sur-activité de la respiration dont ils se plaignent dans les lieux élevés, et les stagnations atmosphériques n'y sont pas à craindre comme dans les basses vallées. L'air y est pur, vivifiant, imprégné des émanations des plantes de montagnes et doué de qualités modérément excitantes. Il stimule l'appétit, facilite la digestion et favorise la transpiration sans l'exagérer. L'ensemble de tous ces effets se traduit par une action tonique et reconstituante. Aussi le climat d'Amélie convient spécialement aux enfants délicats, faibles de constitution ; aux anémiques, aux personnes lymphatiques épuisées par les manifestations de la diathèse rhumatismale ou de la diathèse goutteuse, etc.; mais il doit être interdit aux malades trop nerveux ou trop sanguins, c'est-à-dire aux sujets qui ne peuvent supporter une légère excitation.

Les phthisiques trouvent à Amélie des conditions d'air et de lumière très-favorables à leur maladie. Le climat exerce, en effet, dans la phthisie, une influence très-grande sur l'état général, et consécutivement sur l'état local. Cette action peut se décomposer en action préventive, curative et adjuvante. L'action préventive s'exerce non-seulement sur les sujets prédisposés à la phthisie, mais encore chez ceux qui ont subi les atteintes de cette cruelle maladie. De meilleures conditions d'aération et de climat leur épargnent les accidents dus aux vicissitudes atmosphériques des pays froids et humides.

L'époque d'arrivée dans le Midi, l'époque du retour dans le Nord, et la manière d'effectuer les voyages, sont des questions très-importantes et sur lesquelles les malades ont besoin d'être bien fixés, car leur solution plus ou moins bien comprise peut influer beaucoup sur les résultats qu'ils retirent de leur séjour dans les stations hivernales.

L'époque de l'arrivée dans le Midi varie nécessairement suivant les pays que les malades habitent. D'une façon générale, on doit conseiller aux personnes atteintes d'affections de poitrine, de quitter les pays du Nord dans la première quinzaine d'octobre, afin de leur faire éviter la transition plus ou moins brusque de l'été à l'automne. On voit en effet, tous les ans, les premiers froids et les premières brumes de l'automne amener de fréquentes recrudescences dans les affections de poitrine. — Malheureusement, bon nombre de malades ont de la peine à quitter leur pays avant que l'hiver se soit prononcé; ce n'est que lorsqu'ils sont en proie à des accidents ou sous le coup d'une rechute, qu'ils se décident à partir pour le Midi. Ils se trouvent alors dans de mauvaises conditions pour voyager, et subissent presque toujours, à leur arrivée ou quelques jours après, lorsque la surexcitation produite par le voyage s'est dissipée, le contre-coup des fatigues de la route. J'observe en effet fréquemment, à Amélie, les conséquences fâcheuses de ces voyages intempestifs et trop précipités. — A ces deux causes viennent s'ajouter les inconvénients d'un changement radical de climat; car l'économie, comme le fait remarquer M. le professeur Fonssagrives, « ne s'accommode de rien de brusque, de rien de heurté, et l'abandon de conditions hygiéniques défavorables pour des conditions hygiéniques meilleures exerce quelquefois, au moins momentanément, une action fâcheuse sur la santé.» Du reste, l'influence nuisible d'un changement brusque de climat, qui se fait sentir habituellement chez des gens bien portants, doit exister à plus forte raison pour des gens faibles ou malades.

Le Dr Bennet, qui s'est occupé tout particulièrement

de cette question, a montré tous les inconvénients qui pouvaient résulter du transport rapide des personnes qui se rendent de l'Angleterre dans le midi de la France, et réciproquement. Il conseille à ces malades de voyager lentement et par étapes, afin de se ménager des transitions climatériques.

L'époque du départ présente une importance plus grande encore que celle de l'arrivée. Les malades ne doivent pas revenir dans le Nord avant la fin du printemps, s'ils ne veulent pas compromettre en peu de temps l'amélioration qu'ils ont obtenue par un séjour de plusieurs mois dans le Midi. Le printemps est en effet, dans bien des pays, la plus mauvaise saison de l'année et la plus féconde en maladies des voies respiratoires. Les personnes qui retournent dans le Nord à cette époque sont d'autant plus exposées à des rechutes sérieuses qu'elles viennent d'un climat plus doux. Je sais bien qu'il est peu de stations où le commencement du printemps ne fasse sentir plus ou moins sa fâcheuse influence ; mais, quelles que soient les conditions atmosphériques du Midi à cette époque, elles sont toujours moins mauvaises que dans le Nord. Il est donc préférable d'engager les malades à rester dans la station qu'ils ont choisie et à redoubler de précautions, plutôt que de leur conseiller un déplacement qui les exposerait à de nouvelles fatigues et à des conditions atmosphériques peut-être plus défavorables que celles qu'ils avaient l'intention de fuir.

Mais, en résumé :

I. Les malades doivent se rendre dans le Midi dans la première quinzaine d'octobre et ne doivent revenir dans le Nord que dans le courant ou à la fin du mois de mai.

II. Le moment le plus favorable pour le voyage doit coïncider avec les périodes stationnaires ou les périodes d'amélioration de la maladie.

III. Les voyages d'aller et de retour doivent s'effectuer lentement et avec ménagement, afin d'éviter les inconvénients d'un changement brusque de climat.

Ces règles, on le conçoit, n'ont rien d'absolu ; elles peuvent varier suivant la forme de la maladie, la distance à parcourir, et suivant la différence de climat qui existe entre le pays que le malade habite et la résidence hivernale qu'il a choisie.

IV

Établissement PUJADE[1].

———

Commencé en 1840, cet établissement a été augmenté et amélioré tous les ans par les soins persévérants de son fondateur, ex-médecin en chef des armées du premier Empire. Cette construction présentait de grandes difficultés : il s'agissait de créer une piscine, vingt-quatre cabinets de bain, des douches, un vaporarium, une salle d'inhalation, et au-dessus de cette partie thermale, une vaste maison d'habitation, le tout sur un rocher abrupt et sur les bords d'un torrent dont les caprices sont parfois dangereux.

La préoccupation dominante du docteur Pujade était que les eaux fussent utilisées à leur griffon et que l'on évitât ainsi la déperdition des principes minéralisateurs, qui s'opère dans les conduites les mieux aménagées. La

———

1 Dr Génieys.

piscine est la réalisation la plus complète de cet heureux système : aussi les résultats thérapeutiques sont désormais en évidence, et ils expliquent la vogue toute spéciale dont ce genre de bains est l'objet parmi nos malades.

La piscine est creusée dans la base même du rocher. Elle a pour dimensions : deux mètres de profondeur, six mètres de longueur, et six mètres de largeur. Un trottoir en briques de huit mètres de longueur sur un mètre de largeur règne alentour et se termine par un vestiaire spacieux. Un escalier de onze marches, garni comme la galerie d'une rampe en fer, descend à la piscine, dont le fond est pavé de dalles. Des cordes sont disposées pour les mouvements gymnastiques. Les nageurs peuvent facilement prendre de l'exercice; les autres baigneurs s'assoient sur des gradins circulaires au-dessous de la galerie.

La piscine est alimentée par huit sources qui émergent de son fond et de ses parois latérales : la plus importante est la source Anglada. L'eau présente ainsi un renouvellement continu. Chaque soir le bassin est nettoyé et vidé complètement. Deux grandes douches, ayant six mètres de pression, sont installées sur les côtés de la voûte, et peuvent, dans certains cas, combiner leur action avec celle du bain de natation.

Des heures spéciales sont réservées pour les dames ou

pour les familles qui désirent prendre leur bain isolément.

Les vingt-quatre cabinets de bain s'ouvrent sur deux galeries. Ils ont chacun deux mètres de profondeur, deux mètres cinquante centimètres de largeur et quatre mètres de hauteur. Tous sont munis de douches ascendantes, mais sept seulement sont surmontées de systèmes de douches descendantes. Les baignoires sont en marbre, placées au-dessous du sol, et alimentées par un ou deux conduits qui s'ouvrent sur le fond du bassin.

La source Arago jaillit dans le lit même du torrent, elle est remarquable par sa force ascensionnelle. Elle monte, par un seul jet de dix mètres de hauteur, jusqu'au réservoir des eaux fortes. Ce réservoir a huit mètres carrés ; il fournit les douches et les bains de la galerie inférieure, au niveau de la piscine.

L'eau de la source Amélie est reçue dans trois réservoirs qui mesurent, réunis, vingt mètres carrés ; elle est peu sulfureuse, très-riche en glairine, et elle rend de grands services dans la thérapeutique des affections nerveuses, chez les femmes et chez tous les sujets qui demandent à être calmés. Elle alimente les dix baignoires de la galerie des dames, à l'entre-sol, et elle est souvent employée pour les douches internes.

On a installé sur la nappe d'eau fournie par le griffon de cette source, émergeant directement du rocher, un

cabinet dans lequel s'administrent des bains de vapeur et
de gaz. Cette pièce, précédée d'un vestiaire, renferme
un siége à séparations espacées de deux centimètres, sur
lequel s'asseyent les malades.

L'établissement du docteur Pujade est riche en bu-
vettes : les huit sources : Pectorale 51°C., des Nerfs 51°C.,
Bouis 58°C., Bouillaud 44°C., Larrey 45°C., Chomel 45°C.,
Desgenettes 48°C., et Pascalone 56°C., présentent une gra-
dation dans les degrés de température et de sulfuration ;
elles sont utilisées progressivement, sur l'ordonnance du
médecin, pour la boisson et pour les gargarismes.

Lorsqu'on a reçu leur eau dans un verre, des bulles
gazeuzes la traversent et viennent bientôt s'attacher, en
perles très-fines, sur les parois. Leur odeur et leur sa-
veur sont très-sensiblement hépatiques.

Les huit sources sont captées, à des hauteurs très-dif-
férentes, sur le rocher qui sert de base à l'établissement.
Les trois premières sont à quatre mètres l'une de l'autre,
dans une allée bordée d'orangers, que l'on a eu la pré-
caution de daller, afin que les buveurs puissent toujours
y circuler à pied sec. Les cinq dernières sont établies au
bord du gouffre Noir et presque dans le lit du torrent ;
elles communiquent avec le jardin par une pente douce et
par un escalier dont les marches sont en marbre du pays.

La salle d'inhalation, inaugurée en 1860, est un parallélogramme ayant douze mètres de longueur, quatre de largeur et trois mètres cinquante centimètres de hauteur. Elle est éclairée par cinq fenêtres qui lui fournissent facilement l'aération indispensable pour une réunion de malades dont la respiration est viciée. Sur le côté opposé aux fenêtres sont placées quatre bouches, à couvercle mobile, qui reçoivent la vapeur de deux réservoirs communiquant aux sources Arago et Amélie. L'atmosphère de la salle est faiblement imprégnée de gaz ; elle permet aux malades d'y séjourner plus longtemps et de s'assimiler progressivement les principes médicamenteux ; elle ne surprend pas les bronches par un degré exagéré de température ou de sulfuration, comme en d'autres thermes où l'inhalation dégénère en une sudation véritable.

Le même escalier conduit les pensionnaires de l'établissement Pujade, depuis la piscine et la galerie Arago au rez-de-chaussée, la galerie des dames à l'entresol, la salle d'aspiration au premier étage, jusqu'aux chambres qui sont distribuées dans le bâtiment supérieur. De cette façon, le traitement thermal peut être suivi toute l'année, même aux jours mauvais de l'hiver ; il suffit que les portes et les fenêtres soient fermées avec soin, et le moindre refroidissement est impossible. Telle a été l'origine des saisons d'hiver que le docteur Pujade a organi-

sées depuis vingt ans, et bien avant les essais trop vantés
du professeur Lallemand au Vernet.

Quatre-vingts personnes peuvent se réunir dans la
maison thermale. La salle à manger, les salons de jeu et
de conversation donnent sur des jardins , riches en fleurs
et en arbustes, tracés d'une manière pittoresque au flanc
de la montagne et longeant sur le gave une série impo-
sante de rochers et de cascades.

Depuis la publication du travail du Dr Génieys,
des améliorations importantes ont été réalisées,
tant dans les constructions que dans le confor-
table intérieur. Plusieurs sources nouvelles ont
été captées et utilisées ; on a construit ou amé-
nagé des chambres spécialement destinées aux
malades d'hiver; on a installé des appareils de
pulvérisation ; enfin le mobilier a été renouvelé
presqu'en entier, le tout sans que les prix aient
cessé d'être extrêmement modérés et à la portée
de toutes les fortunes.

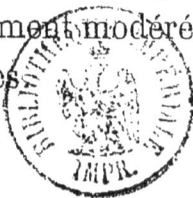

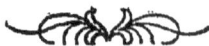

27

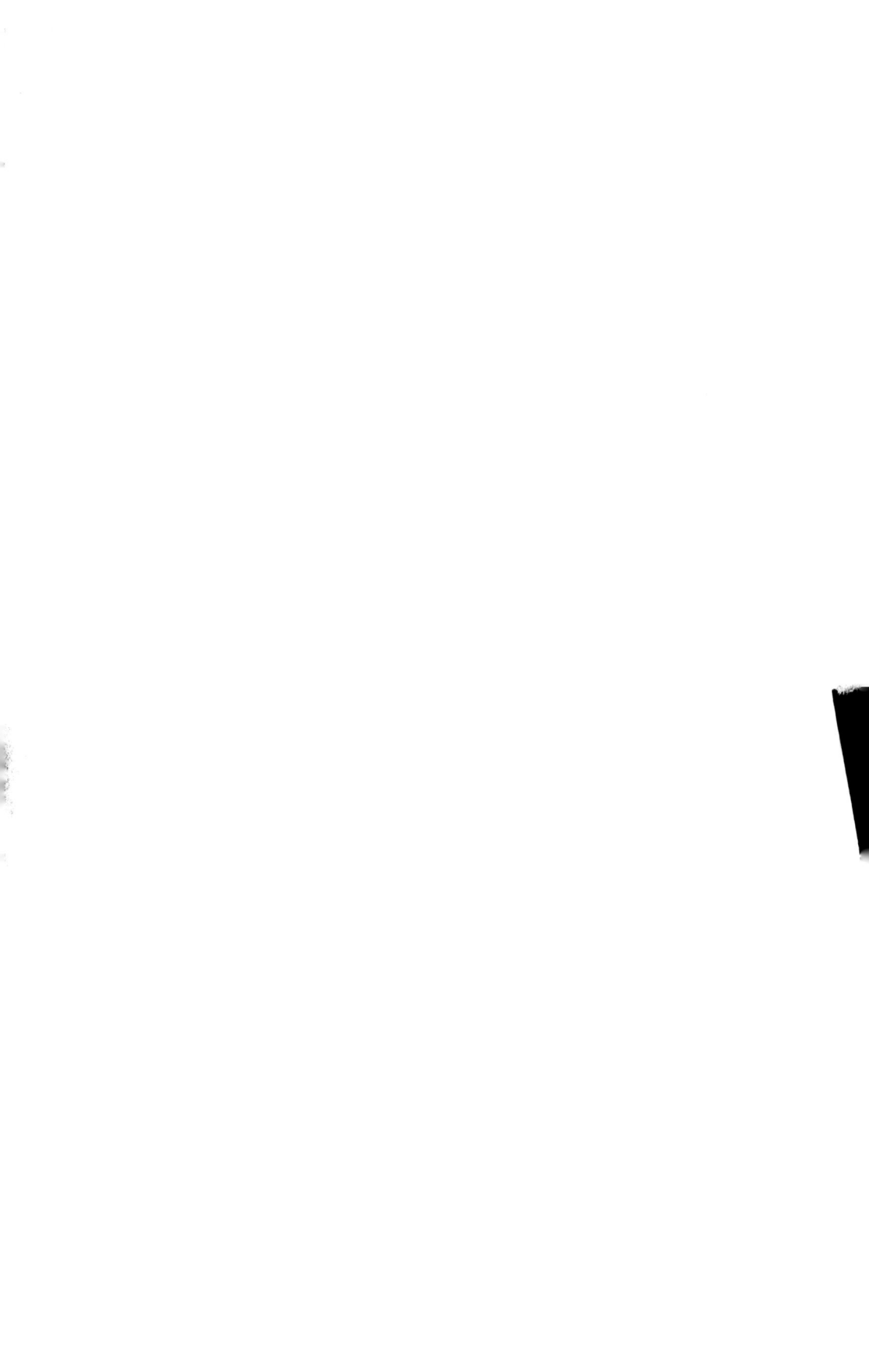

www.ingramcontent.com/pod-product-compliance
Lightning Source LLC
Chambersburg PA
CBHW070718210326
41520CB00016B/4393